# NOTE

## Sur trois Cas d'Otite Moyenne

AVEC COMPLICATIONS MASTOIDIENNES

GUÉRIS SANS INTERVENTION CHIRURGICALE

PAR LE

### Dr VACHER, d'Orléans

PARIS

MASSON ET Cie, ÉDITEURS

LIBRAIRIE DE L'ACADÉMIE DE MÉDECINE

120, BOULEVARD SAINT-GERMAIN, EN FACE DE L'ÉCOLE DE MÉDECINE

—

. 1896

# NOTE

## Sur trois Cas d'Otite Moyenne

### AVEC COMPLICATIONS MASTOIDIENNES

### GUÉRIS SANS INTERVENTION CHIRURGICALE

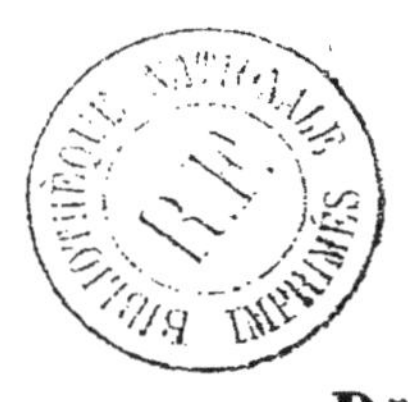

PAR LE

## D<sup>r</sup> VACHER, d'Orléans

———✦———

PARIS

MASSON ET C<sup>ie</sup>, ÉDITEURS

LIBRAIRIE DE L'ACADÉMIE DE MÉDECINE

120, BOULEVARD SAINT-GERMAIN, EN FACE DE L'ÉCOLE DE MÉDECINE

—

1896

# Note sur trois Cas d'Otite Moyenne

AVEC COMPLICATIONS MASTOIDIENNES

GUÉRIS SANS INTERVENTION CHIRURGICALE

Par le D<sup>r</sup> **VACHER**, d'Orléans (¹).

Depuis dix-huit mois j'ai observé trois cas d'otite moyenne suppurée avec complications mastoïdiennes qu'il m'a été possible de guérir sans intervention chirurgicale du côté de l'attique ou de l'apophyse. J'ai pensé, Messieurs, qu'il y aurait quelque intérêt à vous les communiquer, car ces trois observations tendent à prouver que, malgré des lésions graves et évidentes, on peut espérer obtenir une guérison sans recourir à une opération dangereuse, si on a soin de suivre le malade avec grande attention, de lutter pied à pied contre la suppuration, tout en se tenant prêt à agir sans retard en cas de danger.

Depuis quelques années les chirurgiens sont très portés à ouvrir l'apophyse mastoïde, à faire sauter le mur de la logette, à curetter la caisse et la coupole. Dès que l'indication est nettement posée, dès qu'il y a une raison plausible, l'opération est décidée, exécutée, avec une grande prestesse, une grande habileté, j'en conviens, mais, pent-être, avec une certaine hâte, qu'une expectation prudente aurait, dans certains cas, rendue inutile, pour le plus grand bien du malade. Je ne veux pour preuve de ce que j'avance que les nombreuses statistiques de trépanation de l'apophyse ou d'opération de Stacke qui ont paru depuis quelques années. A côté d'elles, nous connaissons déjà un certain nombre d'observations dans lesquelles des lésions sérieuses de l'attique et de l'apophyse ont été guéries sans intervention chirurgicale par une anti-

---

(¹) Communication à la Société française d'otol., de laryng. et de rhinol. Séance du 6 mai 1896.

sepsie rigoureuse, des irrigations modificatrices, des révul-
sifs, etc.

Je ne voudrais pas, Messieurs, que vous supposiez que la
trépanation m'effraie et que je fais partie de la catégorie de
ceux qui retardent toujours l'intervention chirurgicale. Certainement non, et, je les crois beaucoup plus dangereux que
les premiers, car leur inaction ou leur timidité a causé d'in-
nombrables désastres, tandis qu'une trépanation faite habile-
ment, guérit assez vite, presque sans laisser de traces. D'autre
part, nous avons tous rencontré des cas d'évidement du rocher suivis de suppuration interminable, et dernièrement
encore, je donnais des soins à un voyageur de commerce opéré
à l'étranger, depuis plus de deux ans, qui conservait une large
perte de substance osseuse en arrière du pavillon droit.

Les détails contenus dans les observations paraissent ordi-
nairement trop longs et fastidieux. J'ai résumé les miennes
autant que cela m'a été possible et je n'y ai consigné que les
parties intéressantes pour l'opinion que je soutiens.

OBS. I. — P. Emile 18 ans, profession menuisier, vient me con-
sulter pour la première fois, le 15 septembre 1894, pour un
écoulement ancien, rebelle de l'oreille droite, devenu depuis
quelques jours très douloureux.

*Antécédents.* — Lymphatique ; dans son enfance il a eu plusieurs fois des otites externes doubles, mais l'oreille gauche a
guéri et il entend bien de ce côté. Pas d'autres maladies graves.
Il travaille depuis plusieurs années sans être obligé d'interrompre son métier par suite de maladie.

*Examen.* — Oreille gauche : Tympan sain, audition presque
normale. — Oreille droite : Volumineux polype qui remplit tout
le conduit. Après ablation à l'anse froide et irrigation du conduit et de la caisse, je constate une large perforation avec destruction des osselets, suppuration de l'attique, dénudation assez
étendue de la paroi profonde de la caisse dans tout ce que je
puis atteindre avec un stylet. Les pressions sur le tragus sont
douloureuses ainsi que celles faites sur l'apophyse et en remon-
tant derrière le pavillon. Une pression assez forte est insupportable, la région est légèrement œdémaciée, rougeâtre. Il n'y a
pas de fièvre le jour, mais souvent insomnie et sensation de
liquide qui se déplace lorsque le malade s'étend sur un lit. Le

pouls est à 80, la température 37,8. Elle est plus élevée dans la région mastoïdienne droite. Pas de symptôme de tuberculose, mais depuis quelques jours ce jeune homme sent ses forces faiblir, il ne peut plus continuer sa journée et doit interrompre son travail pour se reposer.

En présence des altérations contenues dans la caisse et de l'envahissement de l'attique, je fis une large irrigation et un pansement à la gaze iodoformée. Puis tous les jours, avec une fine canule recourbée, des irrigations assez fortes dans l'attique, soit avec du phénosalyl à 10/1 000ᵉ soit avec de l'eau iodée à 1/1 000ᵉ, soit avec du permanganate de potasse à 1/1 000ᵉ. Après chaque irrigation prolongée, je tâchais d'extraire à la curette toutes les parties sphacélées, je touchais légèrement à l'acide chromique les végétations de la caisse, et je faisais une aspiration par le conduit auditif pour vider la caisse et la trompe d'Eustache.

Malgré cela, l'apophyse mastoïde reste très douloureuse, saillante, rougeâtre, la sensation de liquide qui se déplace dans la position horizontale persiste, et l'état général ne s'améliore pas.

Plusieurs de mes confrères sont d'avis de trépaner et d'évider jusqu'à la coupole. Ne croyant pas l'opération urgente, je résolus, en dernier ressort, d'employer l'eau oxygénée dont je fais, depuis 10 ans au moins, un très fréquent usage pour les maladies de la cornée et des voies lacrymales.

J'avais remarqué que l'eau oxygénée en se combinant aux sécrétions purulentes déterge parfaitement les surfaces qui sont en contact avec elle. La mise en liberté d'une grande quantité d'oxygène produit une effervescence qui entraîne les produits de la suppuration, mieux qu'une irrigation prolongée poussée avec une certaine force. — Ces irrigations à l'eau oxygénée produisirent rapidement une grande amélioration, le pus diminua de quantité et de fétidité. Cette sensation de liquide se déplaçant dans la position horizontale disparut en quelques jours et fit place à une sensation de plénitude, de vague, qui faisait dire au malade qu'en certains moments, il lui semblait qu'il était ivre.

Après chaque irrigation, asséchement complet du conduit et tamponnement très modéré à la gaze iodoformée. Les premiers jours j'avais constaté une dénudation de la paroi postérieure de la caisse qui se prolongeait dans l'attique. Je crus, même, à la présence d'un séquestre ; mais au bout de quelques semaines l'os

était recouvert en grande partie. J'avais ordonné en même temps
des frictions à l'onguent mercuriel et de l'iodure, de la quinine
et des toniques.

J'ai négligé d'inscrire toutes les phases de cette otite. Pendant
plusieurs mois je la crus guérie, le malade avait quitté la ville
et faisait pour tout traitement des irrigations boriquées tièdes
puis un pansement à la poudre d'acide borique.

Au mois d'octobre 1895, il revint me voir dans un état aussi
grave que la première fois, et m'avoua que pendant les fortes
chaleurs il s'était beaucoup négligé. Je trouvai le conduit très
rétréci, mais la caisse n'était pas dénudée, malgré la suppuration abondante, la région mastoïdienne droite était rouge, douloureuse, empâtée. Je me décidai à faire un large évidement du
rocher en allant de l'apophyse à l'attique, mais je voulus aupa-
ravant employer de nouveau les irrigations à l'eau oxygénée et
les pansements au sulfate de quinine à 1/20. Ils réussirent
comme la première fois. J'y ajoutai un curettage de la caisse et
des parties de l'attique que je puis atteindre, des bains à l'eau
oxygénée de 5 à 10 minutes, des badigeonnages de teinture
d'iode sur la mastoïde. L'état général devint meilleur, les phénomènes d'empyème de l'apophyse disparurent complètement.
Au bout de trois semaines et pour la seconde fois dans le cours
de la même otite, j'avais pu conjurer les accidents sans avoir
recours à la trépanation. J'ai revu ce malade il y a quelques
jours. Toute trace d'inflammation et de douleur de la région
droite a disparu. Il persiste un très léger suintement muco-
purulent de la caisse, qui, je le pense, ne tardera pas à céder
au pansement sec à l'acide borique en poudre.

OBS. II. — Demoiselle D. Louise, 22 ans, couturière.

Cette jeune fille se présente à ma clinique pour la première
fois le 19 novembre 1895, se plaignant de violentes douleurs dans
l'oreille gauche, ayant débuté l'avant-veille, avec impossibilité
de dormir, vertiges, palpitations, nausées, faiblesses dans les
jambes, sensation de lassitude dans tout le côté gauche de la
tête sur lequel il lui est impossible de se coucher. Tous ces
accidents ont éclaté à la suite d'un fort rhume accompagné de
violente céphalalgie et de maux de cœur pour lequel elle n'a
consulté personne. Je suis d'avis que c'est une grippe assez lé-
gère qui a provoqué une poussée aiguë d'une otite ancienne.
L'examen des oreille donne :

*Oreille droite :* Otorrhée guérie avec large perforation du

tympan et adhérence du tympan à la caisse par deux brides ci-
catricielles. L'audition de ce côté est assez bonne parce que la
perforation siège en bas et en arrière ainsi que les adhérences
et que le marteau conserve une certaine mobilité. Pas trace de
suppuration de ce côté qui, dit-elle, n'est jamais malade.

*Oreille gauche :* Otorrhée fétide avec très large destruction du
tympan et disparition du marteau, il me semble retrouver une
partie de l'enclume accolée à la partie postérieure de la caisse,
je ne trouve pas trace des branches de l'étrier. Cependant elle
entend lorsqu'on parle très fort à son oreille. Après une large
irrigation aseptique je continue l'exploration. L'attique est com-
plétement envahi, certaines parties sont dénudées, le conduit
est œdématié dans sa partie postérieure et je ne puis introduire
que l'avant dernier spéculum, à moins de provoquer une douleur très vive. Région mastoïdienne : empâtement, rougeur, douleur insupportable à la pression, douleur dans l'abaissement de
la mâchoire inférieure, douleur dans toute l'étendue de l'attache
du pavillon. Je crus d'abord que le pus avait fusé entre le conduit membraneux et le conduit osseux et qu'il y avait un com-
mencement de suppuration en arrière de l'oreille. Je prescrivis
des frictions mercurielles et des compresses chaudes d'eau
boriquée naphtolée. — Dans l'oreille, même traitement que
l'observation précédente : irrigation aseptique, irrigation et
bains à l'eau oxygénée, pansement à la gaze iodoformée, anti-
pyrine et quinine, purgatif et choral pour la nuit. — Le lendemain même état, la nuit a été mauvaise, une douleur intense et
continuelle de toute la région a privé de sommeil, température 38,5, inappétence, langue saburrale, céphalalgie persistante.
Même traitement. A noter que la région mastoïdienne n'a pas
subi de modification appréciable. Après l'irrigation à l'eau
oxygénée à 12 volumes, je fais un pansement avec de la gaze
stérilisée trempée dans la solution de sulfate de quinine au 1/20e
et je porte à 4 grammes la dose de chloral. Le 21 novembre un
mieux sensible se produit. La suppuration est moins abondante,
moins fétide, les douleurs à la pression moins vives, l'empâtement paraît légèrement diminué, le calibre du conduit plus large.
J'introduis le numéro supérieur du spéculum et procède à un
nettoyage complet de la caisse et de l'attique — pansement à
l'eau oxygénée et à la gaze imbibée de la solution quinique.

Bien que les douleurs fussent encore assez vives et que la
sensation de plénitude de compression dans la région profonde
de l'oreille à l'apophyse mastoïde se fît sentir les jours suivants,

surtout dans decubitus, le mieux se maintint et alla chaque jour en augmentant.

Les frictions mercurielles furent continuées ainsi que les applications chaudes. Je voulus remplacer ces dernières par des compresses très froides qui ne furent pas supportées et je dus revenir aux premières qui, dans ce cas, me réussirent très bien.

Jusqu'à la fin de décembre 1895, la suppuration diminua progressivement ainsi que tous les autres symptômes. Mais ce ne fut qu'à la fin de janvier dernier que la sécrétion purulente disparut complètement. La région mastoïdienne a repris son aspect normal, la caisse n'est pas dénudée, mais naturellement l'audition n'a été nullement améliorée. J'ai revu cette malade il y a trois semaines environ, son état s'est maintenu aussi satisfaisant que possible. Il n'y a plus de suppuration appréciable. Je conseille de suivre longtemps encore le traitement sec et de porter des bourdonnets d'ouate stérilisée.

OBS. III. — B. Clovis, 42 ans, ouvrier tonnelier, n'a jamais souffert des oreilles avant le 13. 12. 95. Crises hépatiques il y a trois ans ; pas de graves maladies antérieures.

Le 23 décembre 95 en revenant de son travail, le soir, il éprouva une vive douleur dans l'oreille droite comme si une pièce d'artillerie venait d'éclater à côté de lui — puis un violent bourdonnement continuel et une céphalalgie intense, rien que du côté droit. La nuit suivante, insomnie et douleur intense dans toute la région auditive. Le lendemain il fait venir son médecin ordinaire qui conseille un liniment calmant et des injection boriquées tièdes, sans examiner l'oreille. Ce traitement continué huit jours n'amène aucune amélioration. L'oreille est le siège de battements, surtout lorsque le malade s'étend. Malgré purgatif, pédiluve, quinine, il y a insomnie, inappétence, douleurs de plus en plus violentes dans toute la région droite et au bout de quatre jousr, l'oreille se met à couler.

Le 3 janvier 96 il se présente à ma clinique. Je constate une otite purulente aiguë avec suppuration très abondante. Après une large irrigation boriquée tiède, je trouve un tympan rouge, œdémacié, avec une petite perforalion qui est le siège d'un battement par où s'écoule un pus crémeux non fétide. La paroi postérieure du conduit est tuméfiée et obstrue un tiers de la lumière du conduit, ce qui oblige à se servir de petits spéculums. Avec ma canule en verre et la seringue en caoutchouc durci, je fais lentement une aspiration et j'obtiens une quantité notable de pus. Je fais ensuite avec beaucoup de précaution une injection avec la même canule, qui oblige le liquide à remplir la caisse. — Ce liquide s'écoule sans difficulté par la trompe d'Eustache, sans que le malade en éprouve une réelle douleur.

D'après la marche de l'inflammation, sachant que la suppuration n'est apparue que quatre jours après l'accident, je ne mets pas en doute que l'infection de la caisse ne soit due à la manière dont le traitement prescrit a été exécuté. Le liniment calmant, les injections boriquées ont été employés sans aucune précaution, sans asepsie préalable du conduit, sans asepsie des instruments ou des objets de pansement. Si l'infection était venue de l'intérieur, il y aurait eu écoulement purulent dès le lendemain de la rupture tympanique qui a été pour moi le phénomène initial bien que je ne puisse en trouver la cause.

Après avoir fait l'injection tiède boriquée de dehors en dedans, encouragé par les excellents résultats que m'a déjà donnés l'eau oxygénée, j'introduis à travers la perforation tympanique une petite sonde recourbée d'Hartmann et je fais une irrigation de la caisse et de l'attique avec de l'eau oxygénée à 6 volumes. La douleur est assez vive mais de peu de durée, je sèche complètement le conduit et le remplis avec de la gaze iodoformée modérément tassée. Je prescris en outre trois sangsues à l'apophyse mastoïde — deux cachets de chlorydrate de quinine de 40 centigrammes à 6 heures d'intervalle et des compresses d'eau glacée en permanence sur toute la région. Le soulagement a été immédiat ; le malade a pu dormir quelques heures, mais le lendemain la douleur redevenait plus vive, à mesure qu'on s'éloignait du pansement. Le 4 janvier je constatais : température 38,6. Région mastoïdienne très sensible à la pression, peut-être un peu moins que la veille, endolorissement de toute la région, rougeur, élévation de la température, Weber lateralisé du côté malade. Rinne négatif.

J'enlève la gaze iodoformée, le conduit contient encore une grande quantité de pus, j'en vois sourdre par l'ouverture tympanique qui est agrandie. Comme la veille, je fais une aspiration par le conduit, puis un nettoyage aussi complet que possible et une irrigation de la caisse et de l'attique avec de l'eau oxygénée à 10 volumes, précédée cette fois d'un bain à la cocaïne au dixième. Cette nouvelle irrigation avec de l'eau oxygénée est moins douloureuse que la précédente. Je laisse cette eau en contact pendant 5 minutes et j'applique un nouveau pansement à la gaze iodoformée. Le malade a éprouvé des élancements pendant la nuit dans la région mastoïdienne.

Je continue la glace, la quinine et prescris un purgatif.

Le 5 janvier au matin, le malade a souffert davantage, toute la région préauriculaire est très douloureuse. Les mouvements de la mâchoire arrachent des gémissements. Il attribue cette aggravation à la suppression de la glace qui lui a manqué pendant la nuit. La température est à 39°. il peut à peine se tenir debout, et craint de se trouver mal chaque fois qu'il se renverse en arrière ; il a eu deux vomissements et se sent très abattu. Cependant il n'y a pas de rétention de pus dans la caisse ; la gaze très peu serrée laisse passer le pus qui n'a pas changé d'aspect ni d'odeur ; seulement la région mastoïdienne est plus œdématiée, très douloureuse à la moindre pression ; son ouverture me paraît nettement indiquée et j'en fais part au malade qui s'y refuse et préfère attendre au lendemain matin.

Je procède alors comme la veille : irrigation d'eau oxygénée, quinine et antypirine, compresses glacées et sinapismes aux jambes, chloral. Le lendemain, 6 janvier, je suis étonné de trouver le malade un peu mieux, la température est à 38,4 ; il a dormi quelques heures et se plaint encore d'une sensation de compression dans le fond de l'oreille ; les battements sont moins forts, le pus écoulé à travers la gaze est moins abondant, toujours crèmeux, la région mastoïdienne me paraît moins tendue, bien qu'elle soit encore œdématiée et très douloureuse à la pression. Devant cette amélioration que j'attribue aux irrigations à l'eau oxygénée, je crois pouvoir différer la trépanation, bien que l'empyème des cellules mastoïdiennes me semble certaine. Je prescris, comme la veille, compresses glacées, quinine et chloral, en disant au malade de me faire prévenir si le mieux ne se maintenait pas.

Pendant plusieurs jours je pratiquai ces irrigations à l'eau oxygénée, des tamponnements légers à la gaze et bientôt tous les phénomènes douloureux s'amendèrent. — Les symptômes graves du côté de l'apophyse disparurent. Plusieurs confrères qui venaient à ma clinique furent étonnés de la marche rapide de l'amélioration alors qu'ils avaient assisté au début inquiétant et qu'ils étaient conviés à l'opération.

A la fin janvier, c'est-à-dire en quatre semaines, cette otite moyenne, avec envahissement de l'attique et des cellules, avaient presque complètement disparu, il restait une perforation assez étendue du tympan mais plus de sécrétion purulente. J'entretenais, du reste, l'ouverture tympanique par une mèche de gaze iodoformée. Cependant les nuits n'étaient pas toujours bonnes ; il éprouvait des douleurs lancinantes assez vives au bout de quelques heures de décubitus dorsal et la région mastoïdienne était toujours douloureuse à la pression dans une certaine étendue qui a diminué graduellement. Au bout de quelques semaines, voyant que la suppuration avait cessé, je supprimai la gaze et le tympan ne tarda pas à se cicatriser. Je fis quelques douches d'air et quelques cathétérismes. L'audition est revenue lentement, bien que l'épreuve de Weber reste manifestement positive.

J'ai revu ce malade à la fin du mois de mars ; il a depuis longtemps repris son travail accoutumé et n'éprouve plus de douleurs la nuit, bien que la région mastoïdienne soit encore un peu douloureuse à une forte pression.


Ces trois observations m'ont paru assez intéressantes pour vous être communiquées.

Je voudrais d'abord éloigner l'idée d'une erreur de diagnostic, car ces trois malades ont tous été vus par des confrères qui ont été unanimes à admettre la mastoïdite.

Aucun des symptômes classiques ne faisait défaut. Je ne parle pas de la fièvre qui manque dans une bonne partie des cas, mais il y avait suppuration abondante, œdème de la paroi postéro-supérieure du conduit auditif, gonflement de l'apophyse mastoïde, qui paraissait plus saillante que l'autre : sensibilité extrême à la pression, sensibilité s'irradiant à toute l'étendue de la partie postérieure de l'insertion du pavillon et température plus élevée de cette région comparée à celle de la région symétrique.

Dans chacun de ces cas, je fus sur le point d'intervenir voyant les symptômes locaux et l'état général s'aggraver. Chaque fois une amélioration notable due certainement à l'ensemble des précautions prises me fit différer l'ouverture de la mastoïde, et somme toute, obtenir la guérison sans intervention chirurgicale. La première observation aurait pu faire craindre une otite bacillaire ; l'examen bactériologique et la marche ultérieure de l'affection me permettent d'écarter cette hypothèse. Dans le second cas, je crois qu'on peut, sans erreur, incriminer la grippe qui a réveillé une vieille otite et provoqué des accidents qui auraient pu avoir un dénouement funeste, sans uue action antiseptique énergique. La troisième observation est encore plus typique car il est impossible de trouver la cause de l'accident initial qui, sans aucun doute pour moi, a été une rupture tympanique, survenue en marchant. Si. dès la première heure, l'examen otoscopique eût été fait, l'asepsie et l'occlusion du conduit auditif réalisés, je suis persuadé que tout serait rentré dans l'ordre, car un fait reste acquis. Il n'y a pas eu sécrétion ni suppuration appréciables avant le 4ᵉ jour. Le malade s'est servi d'une seringue de verre et d'eau boriquée qu'il a préparée lui-même, sans aucune précaution antiseptique.

La grande quantité de pus qui inondait la nuit son oreiller, s'échappant par une ouverture étroite, explique les phénomènes de rétention et l'envahissement rapide de l'attique et de la mastoïde.

Chez cet homme les accidents ont été très graves, l'opération décidée, et ce n'est que le refus du malade de s'y soumettre le jour même qui l'a préservé de l'opération. Je crois dans ce cas pouvoir attribuer les meilleurs effets à l'emploi de la glace et surtout de l'eau oxygénée qui est l'antiseptique le plus puissant que nous ayons actuellement à notre disposition. Je ne parle pas de sa puissance hémostatique qui est également connue. Ignorant certains travaux antérieurs, j'avais cru trouver dans son emploi quelque chose de nouveau, et j'avais déjà réuni un certain nombre d'observations sur l'action multiple de l'eau oxygénée comme hémostatique et comme modificateur puissant des surfaces suppurantes lorsque j'ai appris que tout cela était parfaitement connu.

En résumé, ces trois cas de guérison d'otite moyenne suraiguë avec complication évidente du côté de l'apophyse mastoïde apportent un nouvel élément de discussion dans la question de l'opportunité de la trépanation de l'apophyse et de l'évidement des cellules. Elles prouvent une fois de plus qu'il ne faut pas agir de parti pris, que la méthode conservatrice peut donner d'aussi bons résultats que l'intervention chirurgicale, si le malade est suivi avec le plus grand soin, si on

met en œuvre toutes les ressources de l'antisepsie locale, de la
révulsion et de la médication générale, en étant prêt à agir si
les phénomènes s'aggravent, et tenant compte de l'âge des
sujets, on a toujours présent à l'esprit que chez les enfants la
suture pétrosquameuse n'étant pas entièrement ossifiée, la
propagation aux méninges est beaucoup plus à redouter, et la
temporisation pourrait avoir chez eux des conséquences fa-
tales.

L'intervention hâtive, l'expectation trop prolongée me paraissent également dangereuses. Fixer positivement le mo-
ment opportun est impossible ; il faut donc régler sa con-
duite sur chaque cas particulier. Je n'ai donc pas voulu
prouver qu'on obtient des résultats extraordinaires sans opération, mais plutôt qu'il est très difficile de formuler nettement
les indications opératoires et que nous devons toujours nous
laisser guider par l'état général du sujet et notre expérience
chirurgicale.

Saint-Amand (Cher). — Imprimerie DESTENAY, Bussière frères.

Extrait des « Annales des maladies de l'oreille et du larynx »
*Juin 1896*

ST-AMAND (CHER). IMPRIMERIE DESTENAY, BUSSIÈRE FRÈRES

www.ingramcontent.com/pod-product-compliance
Lightning Source LLC
LaVergne TN
LVHW010302060726
842527LV00007B/2828